# DU CHOLÉRA

## DANS LE JURA SALINOIS

### EN 1854.

### TRAITEMENT PRÉSERVATIF ET CURATIF.

Par le Docteur GERMAIN,

Médecin adjoint des épidémies de l'arrondissement de Poligny (Jura),
Membre correspondant de la Société d'hydrologie médicale de Paris,
des Sociétés de médecine de Besançon, de Bordeaux,
de Lyon, de Strasbourg, etc.

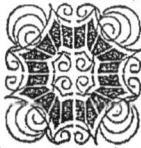

LONS-LE-SAUNIER,

IMPRIMERIE ET LITHOGRAPHIE DE FRÉD. GAUTHIER.

—

1856.

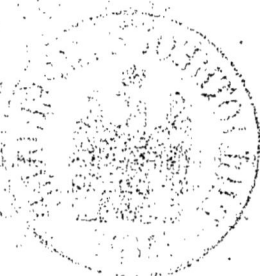

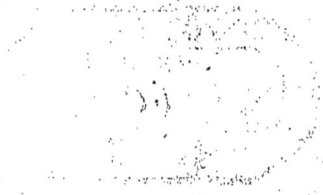

# DU CHOLÉRA

## DANS LE JURA SALINOIS EN 1854.

## TRAITEMENT PRÉSERVATIF ET CURATIF.

### Seconde partie.

Après avoir donné à nos populations des conseils pour se prémunir contre le choléra, dans le cas d'une nouvelle invasion de ce fléau, je consacre la seconde partie de ce travail à poser les bases d'un traitement susceptible d'être appliqué, avec efficacité, au plus grand nombre de personnes atteintes de cette maladie.

On ne doit pas s'attendre à ce que je retrace les phases de cette épidémie dans son évolution symptomatique, ni toutes les observations particulières des cholériques soumis au traitement que je me propose de faire prévaloir. Ces détails scientifiques dépasseraient les limites dans lesquelles doit se renfermer une simple instruction populaire. Les médecins les trouveront dans les ouvrages spéciaux. J'ai dû me borner à grouper les signes caractéristiques qui marquèrent les deux périodes de cette affection épidémique ; quelques faits particuliers, relatés succinctement, serviront à signaler le mode d'administration du traitement, la décroissance du mal sous l'influence de cette médication, ainsi que sa valeur curative.

## PREMIER GROUPE. — ÉTAT PRODROMAL.

Le choléra-morbus épidémique, précédé et accompagné de son diminutif la cholérine, s'est déclaré en 1854 dans le Jura salinois, au mois d'août, et a régné jusqu'en novembre de cette même année; il débuta sur les rives de la Loue, au canton de Villers-Farlay, en suivant le cours de cette rivière.

Cet état prodromal se manifesta à différents degrés, par l'énervation et le trouble des fonctions digestives, l'impressionnabilité à l'air extérieur, la courbature, pâleur de la face, inertie des forces musculaires, inappétence, digestion lente et difficile, tension habituelle du ventre après le repas, flatuosités, nausées, vomissements, selles sérobilieuses précédées de petites douleurs autour du nombril; en général, chacun se plaignait de coliques passagères, de diarrhée, d'avoir beaucoup moins d'appétit, un sommeil court, agité, d'être moins apte aux exercices du corps et à ceux de l'intelligence. La cholérine est épidémique et nullement contagieuse.

## 2e PÉRIODE.

Mais si, dans cet état de transition d'une maladie légère à une affection plus grave, on restait sous les mêmes influences locales et hygiéniques, une autre série de symptômes manquait rarement de se développer. Il survenait des tiraillements douloureux dans les mains et les pieds, nausées incessantes, vomissements ou plutôt projections, par le haut et le bas, d'un liquide réziforme, dans lequel on voyait surnager des flocons blanchâtres; malaise voisin de la syncope; altération des traits de la figure, excavation des yeux, les paupières déprimées prenaient une teinte bronzée; crampes, refroidissement des extrémités, mouvements con-

-vulsifs; sentiment de constriction douloureux à la
base de la poitrine, coliques; soif inextinguible,
chaleur brûlante à l'intérieur; la voix s'affaiblit,
elle devient aphone, hoquets; suppression des
urines, de la salive, des sécrétions; refroidissement
de la langue, des mains, des pieds; amaigrissement
rapide; bientôt, à l'agitation succède une prostration
complète des forces; pouls filiforme; une sueur
visqueuse et froide couvre tout le corps; la décolo-
risation, l'insensibilité, une teinte bleuâtre remon-
tent des extrémités jusqu'au tronc; la face, plombée,
livide, prend le masque de la mort; les yeux sont
fixes, vitreux, enfoncés dans les orbites; le nez
s'effile, la respiration s'embarrasse, et le malade,
immobile, ne tarde pas à rendre le dernier soupir.

Lorsque la réaction avait lieu par le bénéfice de
la nature ou à la suite d'une médication excitante
générale, une chaleur incommode succédait au
froid glacial du nez, des oreilles et des extrémités;
la rougeur remplaçait la lividité de la face, une
sueur halitueuse se répandait sur tout le corps;
le pouls se relevait; on voyait se rétablir les
sécrétions, celles de la salive, de la bile; de
blanches qu'elles étaient, les déjections se coloraient
en jaune.

La cholérine avait une durée indéterminée; celle
du choléra algide fut de un à cinq jours, quelquefois il offrait la forme foudroyante. Dans ce cas,
son début était signalé par des crampes, une prostration extrême, des douleurs atroces d'entrailles,
accompagnées de vomissements et de déjections
d'un liquide semblable à du petit lait. Un froid
glacial s'emparait de tout le corps, absence de pulsations artérielles, cyanose, aphonie, amaigrissement subit; le trépas arrivait dans cinq à six
heures.

Les maladies intercurrentes, les affections morbides susceptibles de porter une atteinte profonde
à l'énervation, la dyssenterie, l'état muqueux gas-

tro-intestinal, les excès en tous genres, la mens-
truation, la grossesse, l'accouchement, devenaient
des causes déterminantes de l'épidémie, ou des
complications qui aggravaient la position des cholériques. Dans le but de combattre quelques symptômes prédominants, comme les coliques, les crampes, le refroidissement, la faiblesse générale et
l'abaissement de la circulation artérielle, venait-
on à prendre à l'intérieur, dans la période algide,
de fortes doses d'éther, d'opium, des liqueurs alcooliques ou diffusibles, très-souvent, au moment
de la réaction, on avait à déplorer la mort des
malades, qui succombaient à des congestions céré-
brales ou pulmonaires, à la gastro-entérite avec la
forme typhoïdienne. Le même reproche devait être
adressé aux frictions ammoniacales, aux vésica-
toires, aux synapismes longtemps entretenus aux
extrémités; après le mouvement de réaction périphérique, ils laissaient de vastes et douloureuses
dénudations de la peau, qui prolongeaient indéfi-
nimemt la convalescence, et pouvaient amener des
résultats funestes.

## TRAITEMENT DE LA PÉRIODE PRODROMALE, OU DE LA CHOLÉRINE.

Il était conseillé au malade de suspendre ses
travaux, de modifier son régime habituel de manière à le mettre en rapport avec la faiblesse des
organes digestifs, d'éviter le refroidissement du
corps et l'usage de boissons entre les repas. La
nourriture devait se composer d'aliments non fla-
tulents, qui, sous un petit volume, fournissent des
matériaux d'une facile digestion et suffisants pour
réparer les forces, tels que les potages gras avec le
riz, la semouille, les œufs mollets, un peu de vin
sucré coupé avec de l'eau gazeuse. On calmait la
soif avec une légère tisane de riz torréfié, édul-
corée avec du sirop de coing ou de grande confonde.

Je faisais prendre très-avantageusement, avant le repas, quelques pastilles de cachou, ou bien un bol de diascordium ; afin de dissiper les gaz qui distendent l'estomac et les intestins, on se trouvait très-bien de l'ingestion d'une perle d'éther, ou de pastilles de Vichy avec l'essence de menthe. Lorsqu'aux symptômes de faiblesse digestive, de flatulence et de diarrhée, venait se joindre un resserrement douloureux à la base de la poitrine, l'altération des traits, l'imminence de la syncope, très-souvent, l'usage de quelques gouttes d'essence de camphre sur du sucre, répétées de cinq en cinq minutes, puis à des distances plus éloignées, produisait en peu de temps un bien-être remarquable, et faisaient cesser cet état d'anxiété indicible, prélude du véritable choléra; toutefois, avec la précaution de se coucher dans un lit chaud, et de boire de temps en temps un peu de thé léger ou d'infusion d'oranger.

Lorsqu'on était incommodé par la fréquence de la diarrhée, j'ai employé avec succès les demi-lavements faits avec une décoction de renouée-traînasse, et même la tisane faite avec cette plante, qu'on nomme vulgairement herbe aux pourceaux. J'avais recours à cette boisson, quand celle d'eau de riz, les petits lavements amidonnés, devenaient insuffisants pour arrêter le flux intestinal.

Je n'attendais pas d'être surpris par la dernière période du choléra, pour procéder à son traitement par la caléfaction et les sueurs, parce que trop souvent la maladie parcourait ses phases avec une extrême rapidité, quand on se bornait, comme je l'ai vu faire, à ordonner des frictions sur les membres, ainsi que des potions opiacées et éthérées : ce traitement, presque toujours impuissant, est souvent funeste, parce qu'il ne s'adresse qu'à des symptômes, et qu'en faisant perdre un temps irréparable, il n'est point en rapport avec la nature et la gravité de la maladie.

Définitivement, quel est le but curatif que le médecin doit se proposer d'atteindre dans le traitement du choléra épidémique ? La cause première de cette maladie nous étant inconnue, nous pouvons apprécier les moyens qu'il s'agit d'employer contre cette maladie, en invoquant l'expérience, fondée sur les observations des malades soumis au traitement : elles trouveront leur place à la fin de ce mémoire. Je fais entrer en seconde ligne les inductions fournies par la science, qui rationnalise le mode d'activité des agents curatifs auxquels l'expérience donne une sanction définitive.

En repassant dans son esprit l'enchaînement des faits saisissables qui constituent l'état morbide des cholériques, dont nous avons tracé rapidement la succession et l'ensemble, on les résume de la manière suivante : exhalation excessive de la partie séro-albumineuse du sang à la surface de la muqueuse digestive;—perversion et surexcitation de la sensibilité des plexus nerveux de l'estomac et des intestins, qui se réfléchit sur les organes du mouvement;—altération du sang : il s'épaissit et se retire avec la coloricité animale des extrémités du corps;—absence de sécrétion, par défaut d'excitation vitale et d'afflux de sang dans les appareils sécréteurs. Toutes ces lésions spéciales de la sanguification et du système nerveux abdominal, se traduisent par le vomissement et les déjections d'un liquide blanchâtre, les crampes, les coliques, l'agitation convulsive, le ralentissement de la circulation, les syncopes, la cyanose, la réfrigération des membres, la suppression des urines et de tous les matériaux de sécrétion.

D'après cet exposé phénoménal, on voit clairement que l'indication curative est de provoquer à propos une réaction générale; d'activer la circulation du sang, prête à abandonner les vaisseaux capillaires artériels; d'appeler à la peau, par la caléfaction extérieure, la chaleur vitale qui s'éteint aux extrémités; en même temps, de reporter à la périphérie la surexcitation qui se fixe et s'épuise sur les plexus nerveux des organes digestifs. Cette activité morbide enlève au sang sa sérosité, l'albumine, les sels alcalins qui entrent dans ses éléments constituants. Au moyen de la caléfaction sudorale, une grande partie de ce problème médical se trouve avoir une solution satisfaisante, sans faire courir de chances dangereuses aux malades. L'élément cholérigène introduit dans la circulation est expulsé au dehors par la sudation : la cause étant enlevée, le mal disparaît; en effet, aussitôt qu'une sueur profuse s'est effectuée sans interruption durant seulement cinq à six heures, les crampes, les vomissements, les déjections alvines, le malaise syncopal, etc., ne se font plus remarquer; le pouls se relève, et la chaleur revient aux extrémités. Si la sueur est continuée avec persévérance durant 16 à 18 heures, le malade éprouvera une amélioration telle, qu'elle est promptement suivie du rétablissement de la santé.

## TRAITEMENT DU CHOLÉRA ÉPIDÉMIQUE PAR LA SUDO-CALÉFACTION.

Le malade, dont la chemise est ouverte sur le devant, est placé dans un lit bien chauffé, muni d'une alaise et d'une couverture en laine sur laquelle on met un édredon. Des carreaux en terre cuite de forme allongée, enveloppés d'ouate ou de vieux chiffons, sont placés et maintenus depuis les aisselles jusqu'à la plante des pieds. Des cruchons pleins d'eau chaude, également garnis de linge, occupent la partie interne des cuisses et des jambes, qu'on tient rapprochées. Deux sachets, remplis à demi de son sec et chaud, couvrent la partie antérieure du corps, les cuisses et les jambes. Toutes les pièces de cet appareil caléfacteur, entretenues à un degré de chaleur tolérable, sont remplacées aussitôt qu'elles ont perdu une partie de leur calorique. On engage soigneusement les couvertures entre le bois de lit et les matelas. Deux personnes surveillent les mouvements du malade, et l'empêchent de sortir les bras ou les jambes de cette espèce d'étuve sèche. Dans le plus grand nombre des cas, les carreaux et les cruchons remplis d'eau chaude suffisaient pour provoquer la sueur, conjointement avec la boisson d'un thé léger ou d'infusion de tilleul, chaude et sucrée, administrée à des doses plus ou moins rapprochées, selon la tolérance de l'estomac. Quelquefois, les coliques et les vomissements, les crampes persistaient, mais à un moindre degré d'intensité et de fréquence, malgré la sueur, le retour de la chaleur aux extrémités et le relèvement du pouls; alors la potion suivante, administrée par cuiller à bouche, d'heure en heure, était associée à la caléfaction, jusqu'à ce que les symptômes cholériques que je viens d'énoncer fussent remplacés par la sudation générale.

Eau de menthe............ 90 grammes.
Liqueur anodine d'Hoffman.. 3 grammes.
- Sirop de Morphine........... 30 grammes.

Le malade est-il inondé de sueur, des serviettes chauffées sont passées rapidement sur le devant du corps; on en éloigne un peu les carreaux, en interposant des linges. La sudation vient-elle à diminuer? d'autres carreaux et des cruchons remplacent successivement les premiers; on fait de même pour le son, quand on a jugé nécessaire de l'employer. L'alaise est-elle imprégnée de la matière des évacuations? un drap chauffé, plié en quatre, est passé promptement sous le malade; on peut de même en substituer un autre à celui qui est mouillé. Toutes ces précautions, prises pour s'opposer à la moindre réfrigération du corps, donnent à comprendre combien il serait dangereux de changer la chemise sous prétexte qu'elle est mouillée par la sueur, et quelle imprudence on commettrait, si, en cédant aux sollicitations du malade ou des parents, on le transportait d'un lit dans un autre, après 18 à 20 heures de ce traitement. La sueur prend une odeur acéteuse de paille pourrie, et ne tarde pas à s'arrêter de couler; la peau, halitueuse, devient molle et humide : c'est alors que le linge peut être changé sans danger, et que le malade, débarrassé de l'appareil caléfacteur, est transporté dans un autre lit préalablement bassiné. Sous l'influence de cette caléfaction sudorale, la peau devient turgescente, rouge comme érythémateuse; de ses pores, la sueur coule abondamment, jusqu'à ruisseler au-dessous du lit; la céphalalgie cesse, ainsi que les crampes; le pouls acquiert de la plénitude, la figure reprend son expression naturelle, et l'œil sa vivacité; avec la diminution de la sueur, qui termine le mouvement critique opéré sur la vaste surface de la peau, un bien-être inexprimable succède à l'état d'excitation générale et d'anxiété. Parfois, j'ai été obligé d'avoir recours à la potion de vivière prise par petites gorgées, alors que les nausées et les vomissements ne cédaient pas au traitement général; mais je me suis bien gardé d'exercer des frictions sur les extrémités, quand même les crampes continuaient, à cause du refroidissement qu'on ne peut éviter.

Les signes d'une amélioration dans la position du malade sont l'écoulement des urines et les selles diarrhéiques jaunâtres, colorées par la bile, le rétablissement des fonctions sécrétantes, et la voix qui acquiert plus de force; le succès est certain quand le pouls se relève plein et fort, en même temps que la sueur ruisselle de tout le corps. Si, au contraire, la sudation s'établit difficilement, sans réaction du côté de la circulation, il faut désespérer de sauver le malade, parce que le traitement a été entrepris à une période trop avancée du mal, qui ne permettait pas aux agents caléfacteurs de solliciter une réaction vitale suffisante; ou bien les forces radi-

cales étaient épuisées par une affection morbide an-
técédente. Le progrès du refroidissement et de la
cyanose, l'aphonie, la fixité et l'éclat vitreux des
yeux, l'immobilité du corps et l'insensibilité de la
peau, annonçaient une mort très-prochaine. J'avais
la certitude que le poison cholorigénique infectait
encore l'économie, tant qu'il se manifestait encore
par quelques-uns des symptômes spéciaux qui le
caratérisent. Sans être arrêté par les plaintes du
malade, auquel une grande chaleur fait éprouver,
dans les premiers moments, un état de malaise, j'ai
dû à ma persévérance dans la provocation des
sueurs, la satisfaction de guérir des cholériques qui
paraissaient voués à une mort inévitable.

La médication par la caléfation, telle que je la
pratique, est bien préférable, sous tous les rapports,
à l'emploi des vapeurs chaudes, sèches ou humides,
introduites dans le lit des cholériques; il est difficile, en se servant de ces appareils calorifères, d'apprécier le degré de chaleur mis en contact avec le
malade, tandis que le procédé que je conseille, à
l'exemple d'autres médecins, donne la faculté de
graduer à volonté l'élévation de la température,
en rapprochant ou éloignant les carreaux, et par
l'interposition de linges entre les côtés du corps
et les agents caléfacteurs. Les serviettes chauffées,
les alaises passées sous les malades, favorisent les
exhalations de la peau, et procurent un peu de
mieux-être sans nuire au bénéfice du traitement;
en ce qui regarde la tolérance, il y a une grande
différence entre le contact immédiat d'une chaleur
vive, mordicante, et celle transmise au corps par
l'intermédiaire d'une terre poreuse enveloppée de
linges.

Dans le cours de cette épidémie, plusieurs de
mes confrères traitèrent les cholériques parvenus
au commencement et dans le cours de la période
algide, avec la boisson à la glace, les applications
sur la partie antérieure du corps de linges imbibés

d'eau froide, et de lavements avec de l'eau à cette même température. Ces médecins sont-ils sûrs de rappeler la caloricité et l'activité circulatoire, lorsque, trop souvent, les personnes atteintes du choléra ne sont plus susceptibles d'une réaction puissante et durable ! Si le but qu'on s'efforce d'atteindre est de susciter une expansion vitale à la périphérie, et de ranimer la circulation capillaire, il me paraît plus rationnel de provoquer la réaction désirable par le procédé que je mets en usage, puisqu'en remplissant toutes les indications du traitement anti-cholérique, il procure la plus grande somme de résultats avantageux, sans avoir les inconvénients de la réfrigération *intùs et extra*. Cette méthode, empruntée à l'hydrothérapie, peut très-souvent agir dans le sens même de la maladie, en enlevant à l'organisme un reste de caloricité animale, dernière étincelle d'un feu sur le point de s'éteindre. Si je passe en revue les divers médicaments employés contre le choléra asiatique, on verra qu'ils sont loin de justifier la confiance que des médecins leur ont accordée dans la pratique. Quel effet peut-on obtenir des purgatifs salins, préconisés dans ce cas, si ce n'est de soustraire à l'économie les liquides les plus indispensables à la régénération du sang, d'accroître l'énervation, et de provoquer la gastro-entérite quand survient la réaction? A cette période du mal, le café, le rhum, les liqueurs alcooliques font courir le même danger. Il en est de même des opiacés à doses progressives : ils congestionnent le cerveau, déterminent l'assoupissement comateux et des accidents apoplectiques. Les déperditions sanguines générales et locales agissent comme les purgatifs; elles abaissent l'activité nerveuse, diminuent la cohésion du sang, et enlèvent les éléments de plasticité qu'il faudrait, s'il était possible, restituer à la circulation. Il est bien peu de praticiens qui mettent en usage la médication anti-phlogistique, dans la période de dépression du choléra. M. Jolly, membre distingué de l'académie de médecine, ne connaît qu'un seul médecin, à Paris, qui soit resté fidèle à la pratique de la saignée, avec une constance, ajoute-t-il, que ses insuccès mêmes n'ont pu encore décourager. Les saignées doivent être réservées comme un puissant secours à l'époque de la réaction, dans le cas où des congestions se déclarent du côté de la tête ou des organes respiratoires. On a proposé une solution d'azotate d'argent par la bouche et un lavement, comme astringent et agent modificateur spécial de la muqueuse digestive, propres à modérer la super-sécrétion de cette membrane. Ce traitement a été jugé insuffisant, puisque la préparation argentifère ne s'adressait qu'à une manifestation symptomatique de la maladie. Je dois en dire autant de la strychnine, qu'on a prétendu faire passer pour le remède spécifique du choléra. Ce médicament a été frappé d'une solennelle réprobation : le même reproche peut être adressé au perchlorure de fer et au système de Raspail, au nitrate de potasse, au chorure de soude, etc. La diversité et le nombre de ces prétendus agents de curation, en contradiction avec les faits généraux, indiquent l'anarchie et la confusion qui règnent dans le traitement du choléra épidémique. Tous les systèmes curatifs dirigés contre la prédominance d'un symptôme, de même que ceux conseillés par l'empirisme, n'ont pu soutenir l'épreuve d'un examen critique et celle plus rigoureuse de l'expérience : de nombreuses déceptions les faisaient aussitôt abandonner. Si la méthode de traitement que je veux réhabiliter, n'a pas été adoptée généralement par tous les médecins, depuis l'invasion du choléra en France, il faut l'attribuer à un défaut de persévérance, à des imperfections dans son mode d'application, ou bien à une administration tardive et incomplète. Ce système rationnel, le seul conservé au milieu d'une foule d'autres tombés dans l'oubli, met en harmonie les actes morbides du choléra avec les indications fournies par cette maladie. Peut-être lui reprochera-t-on de se borner à intervertir, par une crise artificielle, le cours des humeurs, sans en tarir la source et les pertes si préjudiciables à la sanguification; mais cette objection n'est pas sérieuse : il existe une très-grande différence entre les principes aqueux des sueurs et ceux des évacuations des cholériques : ces dernières soutirent tous les éléments albumineux que la combustion pulmonaire doit convertir en fibrine, tandis que la sudation versé au-dehors des liquides beaucoup mains essentiels à l'hématose; d'ailleurs, rien ne s'oppose à les restituer à la circulation par l'ingestion de boissons théiformes, que la sudation des plexus nerveux permet à l'estomac de tolérer. Ainsi, comme je le disais, d'après les notions acquises sur l'état morbide des cholériques, nous pouvons interpréter le mode d'activité curative de la sudo-caléfaction, dans le traitement de cette affection épidémique. Bientôt l'expérience pratique viendra ajouter sa sanction aux inductions de la science.

## SOINS QUE RÉCLAME LA CONVALESCENCE DU CHOLÉRA.

La convalescence des personnes qui se guérissent du choléra algide par les sueurs, exige de la part du médecin une surveillance de quelques jours, pour éviter des rechutes provoquées par des imprudences, comme l'empressement de sortir à l'air extérieur, sous prétexte de reprendre des forces et un appétit trompeur nullement en rapport avec l'état des forces digestives. Le jour qui suit la cessation du traitement par l'appareil caléfacteur, le convalescent sera changé de lit; il fera usage de bouillon de poulet et d'eau sucrée rougie. Les jours suivants, on lui servira des potages, un œuf mollet, de petites portions de viande rôtie; la dose du vin sera augmentée, il se promènera dans sa chambre;

et à mesure qu'il aura reconquis des forces, ainsi que le libre exercice de ses fonctions, son alimentation deviendra plus substantielle, des promenades au dehors lui seront permises. On conçoit que dans la première semaine qui suit la médication sudorale, il est prudent de garder les appartements, s'il règne une température froide et pluvieuse. Toutes ces précautions sont principalement recommandées aux personnes qui peuvent se procurer les aisances de la vie et dont la santé est délicate; la sévérité de ces mesures hygiéniques et du régime, doit fléchir devant la constitution forte et robuste des gens de la campagne, habitués aux rudes travaux et à une grosse nourriture; ils ont besoin d'aliments solides; il suffit d'en modérer la quantité dans les premiers jours, et de la diviser en plusieurs petits repas. Sans cette précaution, l'usage des soupes épaisses et de la viande n'a souvent plus de limites que celle imposée par une indigestion, qui peut déterminer une rechute dangereuse, et dont le moindre inconvénient est de retarder pour un certain temps le retour des forces. Le choléra a laissé dans les personnes traitées exclusivement par les opiacés, les excitants énergiques et diffusibles, une atonie nerveuse des voies digestives et un affaiblissement général, qu'on ne remarque jamais chez les convalescents qui ont été soumis au traitement par les sueurs: l'estomac et toutes les fonctions reprennent presqu'aussitôt leur activité, comme dans l'état de santé, en sorte qu'ils peuvent se livrer assez promptement aux occupations habituelles; ils jouissent pendant longtemps des avantages que procure une santé raffermie par l'épuration sudorale, qui régénère la crase des humeurs. C'est en partie d'après ces considérations, que M. le docteur Villermé dit qu'un des résultats des épidémies est de diminuer, pendant une certaine période de temps, la mortalité d'un pays. Dans les localités de notre département où le choléra a sévi, le chiffre des décès a diminué de près de moitié durant une année après la cessation du fléau. Dans certaines localités, j'ai vu la fièvre typhoïde se déclarer à la suite du choléra, ou bien en être une complication des plus graves, par le fait même de la sueur profuse dans laquelle nos cholériques se trouvaient baignés : nous nous mettions en mesure d'expulser des humeurs en circulation, le poison septique générateur de l'affection typhique. Depuis très-longtemps, je conseille, avec les résultats les plus heureux, le traitement sudoral, comme agent abortif de la fièvre typhoïde dans la période d'incubation, au milieu de nos populations rurales atteintes de cette épidémie. (*Mémoire sur les épidémies typhoïdiennes dans les petites localités du Jura. Moyens de préservation.*)

## OBSERVATIONS.

Je n'ai pas voulu multiplier les observations. Celles-ci suffisent pour développer sous toutes ses faces la question du choléra, mise en rapport avec les propriétés médicales du traitement sudo-caléfacteur.

### Première observation.

Le choléra éclata, le 1er août 1854, sur les bords de la rivière d'Ain, aux forges du Pont-du-Navoy, ainsi qu'au village qui porte ce nom. M. le médecin Morel s'empressa de donner ses soins aux nombreux cholériques de ces deux localités, et, le 23 de ce mois, il fut pris de violentes coliques, de malaise général avec faiblesse extrême, projection par le haut et le bas d'un liquide séreux, blanchâtre, semblable à du petit lait mélangé de grumeaux albumineux ; étourdissements, défaillances, tiraillements et mouvements nerveux dans les extrémités, qui se refroidirent, crampes continuelles ; la figure

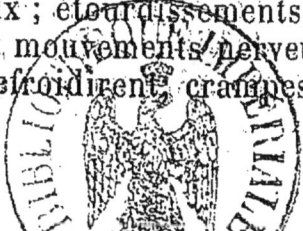

s'altéra, une teinte bleuâtre environnait les yeux, la voix s'affaiblit ; soif inextinguible, ardeur brûlante dans l'intérieur ; suppression des urines, sécheresse de la bouche, pouls petit, à peine sensible à l'artère radiale. Tous ces symptômes se manifestèrent simultanément, dans l'espace d'une demi-heure. Dans cet état, qui caractérise le début foudroyant du choléra algide, M. Morel se coucha dans un lit bien chaud, recouvert d'un édredon ; immédiatement il fut environné de l'appareil caléfacteur que j'ai fait connaître, et que le propriétaire de la forge tenait à notre disposition, en même temps qu'une sueur excessive ruisselait de tout son corps : il disait qu'elle lui enlevait le mal comme avec la main ; et, malgré que le malade fût placé au milieu d'une température très-élevée, cet état lui paraissait cent fois préférable aux douleurs atroces des entrailles, aux crampes incessantes et à l'anxiété syncopale, que cette abondante sudation avait fait disparaître. Non-seulement les draps étaient entièrement mouillés de sueur : elle coulait sous le lit, et s'exhalait en vapeur dans l'appartement. Cependant la bouche s'humectait de salive, et les urines commençaient à reprendre leur cours. Le lendemain, il n'avait plus que le souvenir de ses souffrances : il était rendu à la santé, prenait du bouillon et de légers potages. La sueur avait duré dix-huit heures. Quatre jours après, M. Morel retournait visiter les cholériques dans l'établissement métallurgique du Pont-du-Navoy, où je lui avais donné les premiers soins.

### Réflexions.

Ce qu'il importe le plus de remarquer dans cette observation, comme dans les suivantes, c'est la cessation des vomissements, des déjections caractéristiques, des crampes, des défaillances, etc., aussitôt qu'une sueur abondante eut été provoquée et mainténue par les agents de caléfaction, ainsi que le prompt et complet rétablissement du malade après cette crise sudorale. On dirait qu'en intervertissant du dedans au dehors l'afflux morbide nervoso-sanguin, elle a soutiré de la masse du sang l'élément générateur du choléra. Ce fait plein d'intérêt justifie l'emploi de ce traitement, de même que la théorie des indications curatives, que nous avons exposée. Il prouve avec quelle promptitude les centres nerveux qui président aux fonctions organiques et de réparation, reprennent leur mode de vitalité normale, après la mise en pratique et à temps opportun de cette puissante et salutaire médication.

### Deuxième observation.

Victor Cretenet, âgé de 32 ans, manœuvre, demeurant à Salins, mangea à son repas du soir des pêches, du pain, et but de l'eau. Pendant la nuit, il eut de fortes coliques. Le lendemain matin, sept septembre, il présentait l'état suivant : faiblesse extrême; les douleurs d'entrailles se succèdent presque sans interruption, avec beaucoup d'acuité ; diarrhée, nausées ; vomissements d'un liquide réziforme, semblable à celui des évacuations intestinales : il est projeté à une grande distance du lit, dans lequel le malade est agité de mouvements convulsifs partiels ; soif vive de boisson froide, chaleur interne brûlante ; resserrement très-douloureux au creux de l'estomac et à la base de la poitrine ; les urines n'ont pas coulé depuis 18 heures; crampes, refroidissement glacial des pieds et des mains, qui prennent une teinte bleuâtre; affaiblissement progressif de la voix; couleur bronzée des paupières, yeux caves, nez froid, figure profondément altérée et amaigrie ; sécheresse de la langue, dont la température est au-dessous de l'état ordinaire; pouls petit, lent, 50 pulsations par

minute, hoquet, etc. J'environne Cretenet de carreaux chauffés. On en place également entre les
cuisses, les jambes, et à la plante des pieds ; le
devant du corps est recouvert d'une espèce de sac
rempli de son sec et chaud ; il boit par petites
gorgées des infusions de tilleul sucrées : pendant
16 heures, son corps est inondé d'une sueur exubé-
rante ; elle est d'une odeur acéteuse, nauséabonde,
à la fin du traitement. A mesure que la sueur coule
de tous les pores de la peau, les phénomènes du
choléra diminuent d'intensité, et cessent de se faire
observer. Le lendemain, il a trois selles diarrhéiques bilieuses, les urines coulent, la bouche se lu-
bréfie de salive, l'appétit revient: on lui accorde du
bouillon, puis, le jour suivant, des soupes légères;
le 13 septembre il avait repris, avec son régime habituel, ses rudes travaux de manœuvre, qu'il n'a
pas discontinués. Sa femme et toutes les personnes
qui le soignèrent, n'ont point présenté de symptômes de choléra.

### Réflexions.

Les faits que cette observation met en relief, sont
le rétablissement de toutes les fonctions sous l'influence de la sudation, la tolérance des boissons,
l'extinction de la soif, malgré les sueurs excessives
qui dépouillent le sang de sa partie séreuse, la res-
tauration des forces, qui permet au convalescent de
se livrer en si peu de temps à ses travaux habituels.
Nous voyons, parmi les signes précurseurs de cette
guérison, se montrer en première ligne l'humec-
tation de la bouche, l'écoulement des urines, celui
de la bile. Il en devait être ainsi, puisque les sécrétions, suspendues par la maladie, rentrent dans leur
mode d'activité physiologique. La sueur acéteuse
indique la terminaison de la crise sudorale, qu'il serait imprudent et dangereux de prolonger ; mais
tant que la sueur n'a pas ce caractère d'odeur spé-

ciale, on doit persévérer dans l'emploi des moyens propres à entretenir la diaphorèse. En présence de symptômes aussi graves que ceux que nous venons d'observer, on est en droit de se demander quel autre traitement aurait pu, en si peu de temps, rétablir la santé avec tous ses attributs de force et d'harmonie dans les fonctions. Quand il s'agira de parler encore de la contagion, je ne veux point passer sous silence l'immunité accordée aux personnes qui soignèrent Cretenet ainsi que les autres cholériques soumis à ce traitement, malgré la sueur qui s'exhalait autour du lit des malades, sous forme de vapeur.

### Troisième observation.

Mᵐᵉ Dumont, âgée de 40 ans, de Saizenay, canton de Salins, mère de plusieurs enfants, venait d'éprouver des pertes utérines très-abondantes, qui l'avaient laissée dans un état de faiblesse extrême et d'anémie, lorsque, le vingt-un septembre, elle éprouva la série des symptômes qui annoncent le début du choléra algide : coliques, vomissements, diarrhée blanchâtre, séreuse, suppression des urines, refroidissement des extrémités, agitation nerveuse, pandiculations. Le lendemain matin, elle était presque sans pouls, ni voix; crampes continuelles dans les jambes et les mains; excavation des yeux, entourés d'une teinte bleuâtre; syncopes, soif ardente, sentiment d'une chaleur brûlante dans le ventre. Après avoir sué pendant 16 heures dans son lit, garni de l'appareil à caléfaction, avec une patience digne du succès obtenu, on éloigna de son corps les carreaux encore très-chauds; la sueur était devenue semblable à celle de la pierre pourrie; les urines, supprimées depuis un jour, commencèrent à couler; elle eut des selles mucoso-bilieuses; mais cette convalescence fut retardée par un état muqueux fébrile, avec éruption miliaire confluente.

Cette complication ne passa point à la forme typhoïdienne, maladie qui régnait alors dans ce village.

### Réflexions.

Cette observation mérite de fixer l'attention sous
un point de vue, en ce qu'elle montre la prédilec-
tion du choléra pour les personnes épuisées par
des maladies antécédentes, qui énervent et privent
le sang de ses éléments de plasticité. M$^{me}$ Dumont
a été la seule personne atteinte du choléra algide
dans cette commune, durant cette épidémie, où
l'on remarquait, à la vérité, des cas nombreux de
cholérine, ainsi que le règne simultané de la fièvre
muqueuse typhoïde : si cette malade n'a été atteinte qu'à un faible degré de la fièvre muqueuse
avec éruption miliaire, cette immunité nous prouve
que la méthode curative du choléra, par la sudo-
caléfaction, met, ainsi que je l'ai avancé, à l'abri
des complications typhiques qui se déclarent si souvent, dans des circonstances morbides semblables,
après l'usage de médicaments anti-cholériques tirés de la pharmacie ; en sorte que le malade, à
peine délivré des dangers du fléau indien, retombe
victime de la maladie typhoïde.

### Quatrième observation.

Besançon, de Salins, enfant âgé de huit ans, eut,
le 1$^{er}$ septembre, des coliques, de la diarrhée, des
vomissements ; le lendemain, pendant la nuit, flux
intestinal réziforme, crampes ; excavation des yeux,
teinte bleuâtre des paupières ; froid des extrémités,
qui bleuissent ; suppression des urines, rétraction
des parois du ventre, hoquets, etc. Dans la matinée
du même jour, il est mis dans l'appareil sudoral ;
cruchons, son sec et chaud, thé léger pour boisson ;
quelques gouttes d'éther sont données sur du sucre

pour calmer le hoquet et les vomissements : cet enfant mouilla vingt-deux chemises (changement de linge que j'avais défendu à cause du refroidissement qu'il occasionne), et, le 3 septembre, les accidents cholériques n'existaient plus. Il eut encore, dans cette journée, deux selles liquides, mais de nature bilieuse ; les urines coulèrent avec abondance ; il demandait à manger : on lui accorda du bouillon de riz, de petits potages au vermicelle. Le 4 du même mois, la guérison était complète, et, si ce n'est un peu de pâleur à la figure et de la faiblesse, on ne se serait pas douté que la veille il avait subi une violente attaque de choléra.

### *Cinquième observation.*

— La femme Lambert, âgée de 65 ans, de Marnoz, canton de Salins, fut atteinte, dans la nuit du 12 septembre 1854, de coliques, vomissements, déjections, par le haut et le bas, d'un liquide blanchâtre, grumeleux ; les urines furent supprimées ; refroidissement des extrémités ; cyanose autour des yeux, qui s'enfoncent dans la cavité orbitaire ; faiblesse extrême de la voix, prostration, syncopes aussitôt que l'on veut tenter d'asseoir la malade dans son lit ; pouls difficile à explorer, en raison de son extrême faiblesse.

On la plaça, le matin du même jour, dans un appareil à caléfaction semblable à celui des observations précédentes. Elle prenait de demi-heure en demi-heure, ensuite à de plus longs intervalles, une cuillère à bouche de la potion, avec la liqueur d'Hoffman opiacée. La sueur, promptement établie, continua à couler abondamment pendant 24 heures, et la convalescence fut presque aussitôt assurée : le pouls radial avait repris tout son développement, et la figure son expression naturelle. Dans le même temps, une vieille femme de son voisinage mourut rapidement du choléra : elle avait refusé le bienfait du traitement caléfacteur.

**Réflexions.**

Quelquefois, lorsque les crampes et les vomissements continuent à fatiguer le malade, malgré la diaphorèse, j'associe à la médication par les sueurs l'emploi d'un peu d'éther sur du sucre, ou quelques cuillères à bouche de la potion dont je viens de parler ; il est très-rare que ces moyens adjuvants ne produisent pas l'effet sédatif peu de temps après qu'ils ont été administrés.

### OBSERVATIONS

Je réunis dans la même observation un groupe de cinq malades ; ils présentèrent en même temps l'ensemble des symptômes qui caractérisent le commencement de la dernière période du choléra.

Cinq cultivateurs de la commune de Mouchard, où sévissait le choléra, en éprouvèrent pendant une semaine les symptômes précurseurs, marqués par la diarrhée, les coliques, l'inertie et le trouble des fonctions digestives ; après avoir continué de travailler et de se nourrir comme auparavant, ils furent atteints, dans les premiers jours de septembre, de diarrhée séreuse, blanchâtre, de vomissements pareils aux évacuations intestinales, crampes, coliques, prostration des forces, suppression des urines, affaiblissement progressif de la voix, refroidissement, couleur légèrement ardoisée des extrémités, petitesse du pouls, qui s'efface sous la moindre pression du doigt, battements ondulents du cœur et des carotides ; le système veineux des téguments est entièrement effacé. Ces malades, dans un état désespéré, ne recevaient plus de soins ; par une aveugle fatalité, ils étaient abandonnés à leur triste sort : on avait vu périr dans ce village tous ceux qui présentèrent ce même état de gravité dans le cours de cette épidémie. A mon arri-

vée, le 2 septembre, secondé seulement par le
garde champêtre, je fis entretenir et surveiller al-
ternativement, sur chacun de ces malades, la caléfaction permanente au moyen de son placé au-de-
vant du corps, tandis que des carreaux chauffés et
enveloppés de vieux chiffons étaient maintenus sur
les côtés de la poitrine et des extrémités inférieures; ils suèrent beaucoup, la réaction fut complète
et soutenue jusqu'au moment où les sueurs devin-
rent d'une odeur acéteuse; elles durèrent de 16 à
22 heures, sans qu'il survînt aucune complication de congestion du côté du cerveau ou de la
poitrine. Cinq jours après avoir subi le traitement,
ils étaient dans un état satisfaisant de santé, et se
promenaient au soleil dans les rues du village. Il
n'y a pas eu de rechute; le succès remarquable que
je venais d'obtenir ramena la confiance dans les es-
prits; il encouragea les autres cholériques de cette
commune à suivre ce traitement, qui procura les
mêmes résultats curatifs, à l'exception d'un seul
malade, auquel la caléfaction fut appliquée à une
période trop avancée du mal épidémique.

On se rend compte de l'affligeante mortalité qui
porta le deuil dans cette commune, par la négli-
gence et l'incurie des habitants à se soumettre au régime et aux soins indiqués dans la période de la
cholérine. La conviction m'est acquise qu'un tiers
des cholériques qui succombèrent à cette épidémie,
auraient pu s'en préserver et lui enlever de sa gravité, en mettant en pratique les conseils que j'ai don-
nés à l'article prophylaxie. On observa que la crise
sudorale, provoquée par le réchauffement gradué et
soutenu, n'a point entraîné d'accidents graves, souvent irrémédiables, ainsi qu'il arrive lorsque cette
même crise est suscitée par les boissons diffusibles, etc., ou bien quand elle a lieu spontanément
par un dernier effort de la nature. Dans ce dernier
cas, ces complications se déclarent ordinairement,
parce que la puissance vitale, énervée, ne peut sou-

tenir assez longtemps et au degré nécessaire une réaction énergique; et, en raison de ce qu'elle est incomplète ou trop brusque, elle laisse dans les principaux organes des stases de sang, qui congestionnent le cerveau ou les poumons. Ces accidents congestionnels par hypostase arrivent fréquemment à cette période de surexcitation des synergies vitales, après que de fortes doses d'opium ont été administrées aux cholériques.

En résumant les changements que nous venons d'observer dans les fonctions et l'état général des cholériques avant de provoquer la sueur et pendant ce traitement, il est facile d'apprécier ses propriétés et son mode d'activité médicales, au moyen des interprétations physiologico-thérapeutiques qui découlent de l'observation des faits soumis à notre examen.

En même temps que la chaleur périphérique détermine une vaste révulsion à la peau, ainsi que la sédation des plexus nerveux abdominaux, la diarrhée, les vomissements d'une nature spéciale, les crampes, le refroidissement, la cyanose, l'abaissement de l'activité circulatoire, en un mot le cortége symptomatique du choléra indien, disparaît progressivement pour faire place aux attributs de la santé. Sous l'empire de la réaction suscitée à propos, le sang est vivifié dans les poumons; son stimulus vital accélère la circulation dans les extrémités, qui se réchauffent; il ranime l'activité des organes sécréteurs ; les forces reviennent, et le mieux-être général se manifeste; c'est-à-dire qu'en reportant aux téguments l'afflux nerveux sanguin concentré sur les organes digestifs, le retour à l'exercice normal des fonctions n'éprouve plus d'obstacle à son complet rétablissement. L'élément cholorigénique, soustrait du sang au moyen de la sudation, a été expulsé du corps des malades.

La révulsion de la fluxion gastro-intestinale que le calorique opère sur les téguments est si évidente, qu'en outre des symptômes ci-dessus énumérés, l'ardeur brûlante des entrailles ne se fait plus remarquer aussitôt que le malade, réchauffé, se trouve dans un bain de sueur; il en est de même de la soif ardente, qui cesse de fatiguer les cholériques, malgré l'énorme déperdition de la partie séreuse du sang par les pores cutanés.

On ne confondra point la sueur douce, halitueuse, avec celle de nature visqueuse, froide ou accompagnée de dépression du pouls, de cessation de la circulation, et de refroidissement propagé des extrémités à tout le corps. La première est un heureux pronostic de l'action bienfaisante du traitement, ou de la salutaire influence des efforts spontanés de la nature, qu'il importe de favoriser; l'autre est le signe précurseur d'un mort prochaine et de l'impuissance absolue de l'art médical.

La comparaison du chiffre des guérisons et des décès, selon que les personnes atteintes du choléra grave ont été traitées par différents agents tirés de la pharmacie, ou bien avec la caléfaction, fera ressortir d'une manière encore plus manifeste la supériorité de ce dernier procédé curatif.

Commune de Mouchard, canton de Villers-Farlay (Jura). — Population, 638 habitants.

Épidémie cholérique de 1854, août et septembre: 33 cholériques: hommes 14, femmes 16, enfants 4.

Traitement du choléra au commencement de la période algide :

| | | |
|---|---|---|
| Par des méthodes thérapeutiques diverses. | Cholériques, | 24. |
| | Décès, | 21. |
| | Guérisons, | 3. |
| Par la sudo-caléfaction, | Cholériques, | 9. |
| | Décès, | 1. |
| | Guérisons, | 8. |

Le degré de gravité de la maladie, au moment où

elle a été traitée par divers agents pharmaceutiques ou par les sueurs, est à peu près égal dans les deux catégories de malades.

Le traitement caléfacteur fut appliqué à celui qui succomba, très-peu de temps avant sa mort. Ces chiffres statistiques ne laissent aucune place aux objections. J'ai choisi, pour établir ce parallèle statistique, la commune de Mouchard, où le traitement que je cherche à propager a été accepté exclusivement, dans les derniers temps de l'épidémie, après que les habitants de ce village eurent été témoins des succès de cette médication : non que je veuille dire qu'elle sera constamment aussi favorable dans ses résultats ; mais si l'on ajoute ces faits aux nombreuses guérisons obtenues avec les mêmes soins par d'autres médecins, dans différentes localités, on se convaincra que cette méthode thérapeutique est destinée à remplir en grande partie toutes les indications anti-cholériques.

Cette salutaire médication est une imitation de la nature, lorsque, sans le secours de l'art, elle tend, par des efforts synergiques spontanés, à pousser au dehors avec la sueur le poison cholérigénique, dans la période de la réaction ou de l'incubation du mal. Combien de jeunes gens, dans nos campagnes, doivent à ce simple bénéfice de la nature, que procure la sudation, d'avoir été guéris du choléra asiatique au début de cette maladie, qui menaçait de prendre un mauvais caractère! La crise sudorale est une fonction d'épuration, que suscite l'organisation, dans le but d'expulser de l'économie les éléments générateurs de la maladie. L'étude des mouvements critiques est le guide le plus sûr dans le traitement des affections épidémiques, et, à plus forte raison, lorsque leur cause première, comme dans le choléra, échappe à nos moyens d'investigations, et qu'après avoir été plusieurs fois victimes de cette terrible pandémie, qui moissonna une partie de notre brave armée d'Orient, nous sommes encore au point de chercher les moyens de diminuer ses ravages au milieu de nos populations.

Le but que j'ai voulu atteindre dans ce mémoire, est de réhabiliter un traitement que je crois être, dans l'état actuel de la science, le plus propre à guérir la maladie qui nous occupe, et qui doit continuer à rendre les plus grands services à l'humanité, quand il sera employé à propos et adopté généralement dans la pratique des médecins. La seule condition, je le répète, qui en garantit le succès, est d'agir avant que les forces, épuisées, ne puissent plus développer dans l'organisme une réaction durable, et que le pouls s'efface sous la pression du doigt qui l'explore. En général, les revers qui firent abandonner ce système de curation par un grand nombre de médecins, proviennent de ce qu'il a été conseillé à une époque trop avancée de la maladie.

Après avoir parcouru le champ stérile des hypothèses, la médecine serait-elle réduite au scepticisme, ou à faire l'aveu tacite de son impuissance à guérir cette affection épidémique? On serait tenté de le penser, en voyant plusieurs de nos confrères se borner à combattre les symptômes prédominants, crampes, vomissements, refroidissements, ou bien les altérations du sang et celles des sécrétions, symptômes consécutifs du choléra. La seule indication qui se présente est, comme je viens de le dire plus haut, de révulser à la peau la fluxion morbide qui s'opère sur le tube alimentaire, et jette la plus complète perturbation dans les principaux foyers de la vie.

Les anciens médecins n'agissaient pas autrement quand ils voulaient expulser du corps, par les sueurs, le poison introduit dans la circulation par la morsure des animaux venimeux. L'esprit humain est ainsi disposé : il s'ingénie à trouver des agents de guérison en dehors des choses les plus communes; tandis que, très-souvent, les moyens les plus simples sont les seuls qui donnent de véritables succès.

Historien fidèle du choléra qui a régné en 1854 dans le Jura salinois, et témoin des bénéfices immenses attachés à la cure de cette maladie par la diaphorèse, j'ai cru qu'il était de mon devoir de donner de la publicité à ce traitement, et aux moyens reconnus les plus convenables pour se préserver du fléau, dans le cas où il reviendrait malheureusement affliger nos contrées.

Si je n'en ai pas admis la contagiosité parmi nos populations, lorsqu'elles furent victimes de cette épidémie, c'est qu'aucun fait positif n'est venu me démontrer cette propriété de transmission, que je ne repousse pas d'une manière péremptoire et systématique; mais parce que je n'ai pas été à même de recueillir des observations de ce genre en dehors du foyer d'épidémicité où je me suis trouvé placé, condition sans laquelle il me paraît impossible de donner une solution définitive à cette question controversée.

Dans ces derniers temps, des médecins, recommandables par leurs talents, attribuèrent la cause déterminante du choléra épidémique à l'absence d'ozône ou d'électrisation de l'oxigène de l'air atmosphérique. Malgré des expériences contradictoires, il paraît établi que la diminution ou l'absence d'ozône au milieu d'une température élevée, est une des causes prédisposantes ou secondaires les plus actives de cette maladie. Je regrette de ne m'être point occupé de recherches ozonométriques; toutefois il ne me répugne pas de croire que cette altération particulière des couches inférieures de l'atmosphère, agit comme les émanations délétères dégagées des terrains marécageux ou hydroscopiques, que nous avons signalées parmi les éléments qui favorisent le développement du choléra sous l'influence de cette épidémie. La viciation de l'air produite par l'encombrement agit de la même manière, mais avec une intensité encore plus grande. Toutes ces circonstances défavorables concentrent dans un foyer le génie morbide du choléra, et lui donnent un caractère de spontanéité, ainsi qu'on a eu l'occasion de le remarquer dans ces derniers temps à la suite des grandes armées, après les années de disette et les vastes incendies. Telle était la position dans laquelle se trouvait la commune de Levier (Doubs), lorsque le choléra se manifesta spontanément parmi ses habitants, entassés avec leurs bestiaux au milieu des ruines encore fumantes de leurs toits incendiés. Qu'il me soit permis de revenir sur les conséquences de cet accident déplorable, parce qu'elles résument au plus haut point les causes prédisposantes du choléra pendant le règne de cette épidémie.

Les infiltrations des égouts de fumier, celles des eaux viciées par des substances végéto-animales en décomposition, corrompirent les fontaines publiques et les citernes de ce village : cette eau était tellement infecte que les animaux refusaient de la boire. Au dénuement le plus complet, se joignirent toutes les affections de l'âme qui dépriment le courage et les forces de la vie. Cependant on a vu des personnes douées d'une résistance vitale et d'une telle force de répulsion contre la mal aria cholérique, qu'elles furent préservées de ses atteintes, quoique placées au milieu du foyer le plus actif de la maladie ; je dois à la bienveillance de mon estimable confrère M. le docteur Rouget, médecin à Levier, une observation de cette remarquable immunité. Ce fait offre trop d'intérêt pour ne pas trouver place à la fin de ce travail. Le 5 septembre, Etienne Fontaine, cultivateur à Levier, après avoir été victime de l'incendie qui détruisit cette commune, fut atteint de choléra auquel il succomba sans présenter de réaction, après 12 heures de maladie. Sa femme, en proie aux plus violents regrets, coucha pendant toute la nuit à côté du cadavre de son mari, qu'elle ne cessait d'étreindre et de couvrir de baisers. Cette femme désespérée n'a éprouvé, par la suite, aucuns symptômes du choléra qui porta le deuil dans sa famille.

Dans son résumé sur le choléra qui sévit au sein des populations de la vallée de Giromagny (Vosges), M. le docteur Benoît constate que le cadavre, les derniers linges, le lit, la chambre entière d'une victime du choléra concentrent au plus haut degré la mal aria cholérique, dont on ne peut braver impunément l'influence funeste pendant et après la période de réaction du choléra algide. Sans vouloir rien généraliser, et en ne parlant que de ce qui s'est passé sous mes yeux, je puis affirmer que toutes les personnes qui assistèrent les cholériques soumis à la diaphorèse par la caléfaction, ont été réfractaires à la transmission du mal, quoiqu'elles fussent empressées à donner leurs soins aux malades, au milieu d'un air confiné, que saturait de vapeurs la sueur exhalée du corps des malades. Je livre cette observation aux commentaires des épidémiographes, ainsi que le fait d'immunité de la femme Fontaine, auquel je pourrais en ajouter beaucoup d'autres, celui de la spontanéité dans le choléra de Lévier. En attendant qu'on soit définitivement d'accord sur la contagiosité ou la propriété épidémique du fléau indien, pour arriver à cette solution, je crois, selon la pensée de l'auteur que je viens de citer, qu'il faut juger les faits tels que l'observation attentive nous les montre, et ne pas chercher à voir au-delà de la vérité.

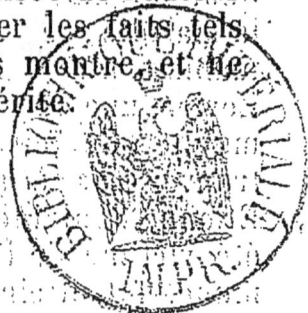

FIN.

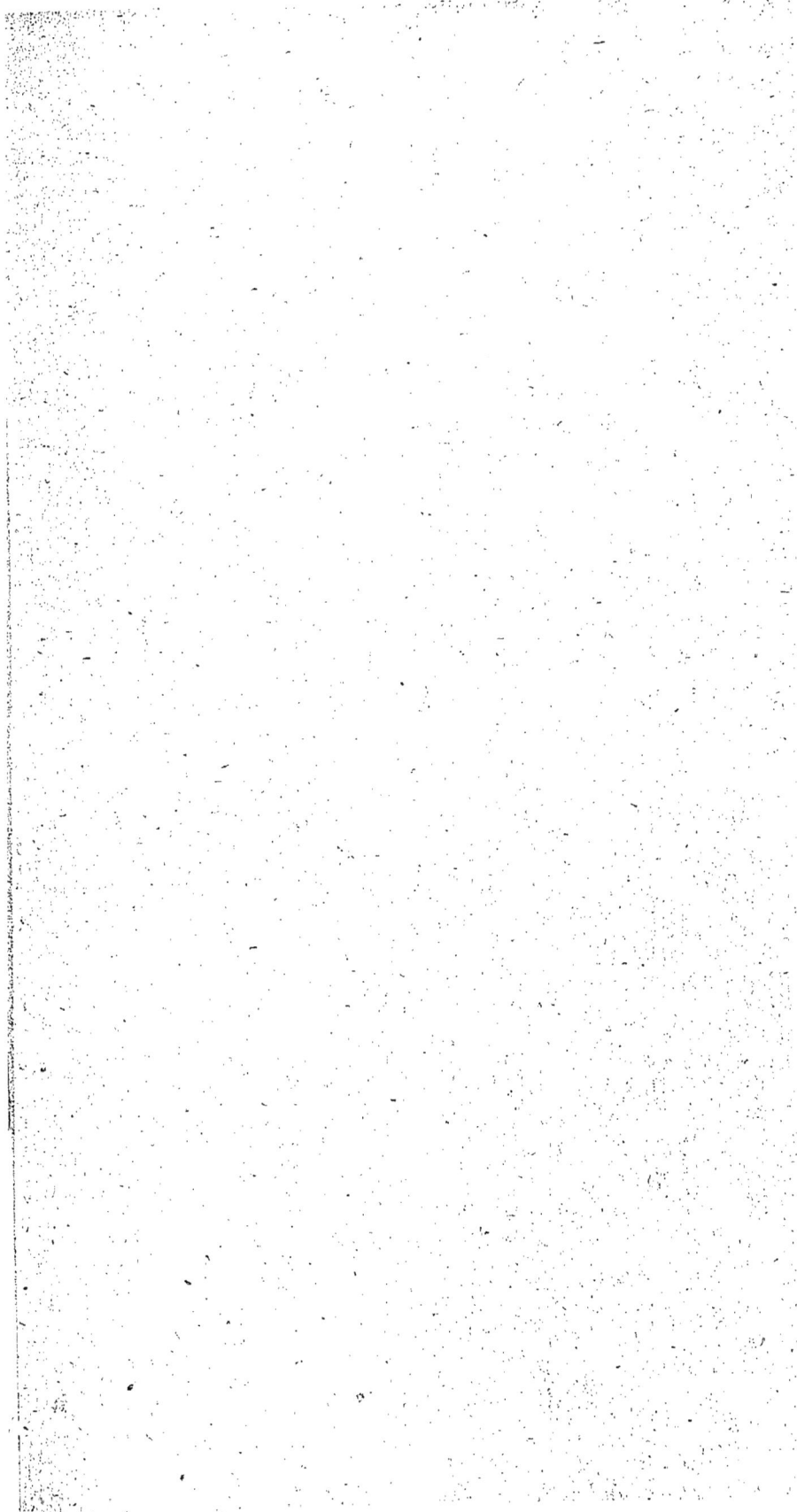